Prix 1.50

Docteur Chr. DUFILS

Elève de l'Ecole du Service de Santé Militaire
de Lyon.

Actinomycose primitive

des

Centres Nerveux

LYON. — IMP. A. REY

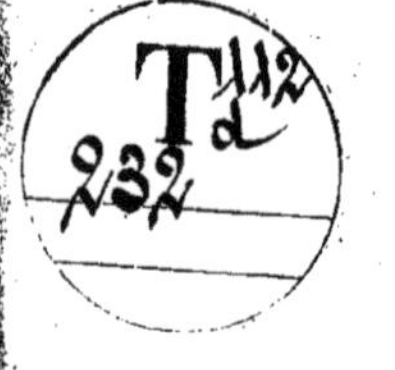

ACTINOMYCOSE PRIMITIVE

DES

CENTRES NERVEUX

ACTINOMYCOSE PRIMITIVE

CENTRES NERVEUX

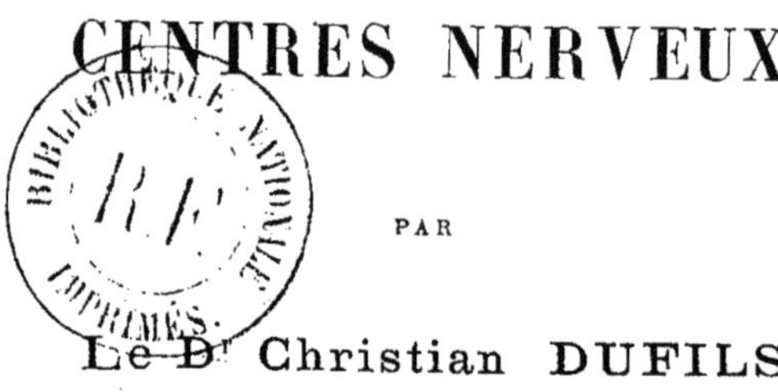

PAR

Le Dr Christian DUFILS

Élève de l'École du Service de Santé Militaire.

LYON

A. REY, IMPRIMEUR-ÉDITEUR DE L'UNIVERSITÉ

4, RUE GENTIL, 4

1904

[illegible] CONQUISTA

[illegible]

[illegible]

[illegible]

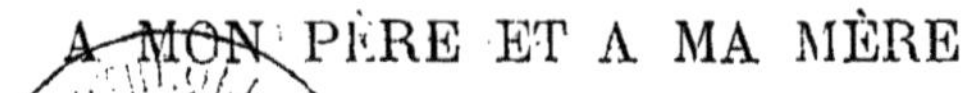

*Ce modeste travail est bien peu de chose
en remerciement des sacrifices qu'ils
se sont imposés pour mon instruction.*

INTRODUCTION

C'est non sans quelques craintes que nous avons abordé ce sujet de l'actinomycose primitive des centres nerveux, et, entre plusieurs que nous laissait à choisir M. le professeur Poncet, si nous avons accordé à celui-ci la préférence, c'est d'abord le puissant intérêt de la question qui a déterminé notre choix ; puis, nous étions heureux dans la pensée d'une contribution possible, si minime fût-elle, à l'étude de cette affection dont l'Ecole lyonnaise s'est occupée avec tant de zèle et que M. le professeur Poncet et ses élèves ont aidé à faire sortir de l'ombre pour la montrer au grand jour et lui acquérir, de la part du monde scientifique et médical, tout l'intérêt dont elle est digne.

C'est à un point bien particulier de cette grande question, encore trop ignorée, que nous allons nous attacher dans les quelques pages qui suivent, et la crainte qui nous est venue tient à la rareté du fait dont nous voulons aborder l'étude.

Un important travail de M. le Dr Job, en 1896, a réuni seize observations sur l'actinomycose des centres nerveux et, parmi elles, un seul cas a trait à l'infection pri-

mitive de l'encéphale par le champignon rayonné. Quand
M. le professeur Poncet nous a prié de rechercher s'il
n'existait pas dans la littérature médicale des cas semblables à celui-là, nous avons douté un instant de mener
à bonne fin nos recherches dans cette voie, mais nous
avons pu, petit à petit, réunir quelques observations. On
les trouvera résumées à la fin de notre thèse. Notre travail consistera à émettre quelques réflexions au sujet de
chacune d'elles, à en peser la valeur et, s'il se peut, à
rassembler des traits communs qui puissent nous ame-
ner à poser des conclusions sur ce terrain encore si neuf
de l'actinomycose des centres nerveux.

Nous remercions M. le professeur Poncet de la bien-
veillance avec laquelle il nous a accueilli ; c'est en partie
grâce à son enseignement si clair que nous avons appris
à aimer la chirurgie.

M. le Dr Thévenot nous a aidé de ses conseils ; qu'il
soit assuré de notre reconnaissance.

A tous ceux qui en Anjou et à Paris se sont intéressés
à nos études, nous ont témoigné de l'amitié ou de l'affection, nous sommes heureux de dire que leurs encou-
ragements ont maintes fois secondé nos efforts, et nous
les en remercions de tout cœur.

Nous diviserons notre travail en cinq chapitres :

> Chapitre I. — *Historique.*
> Chapitre II. — *Anatomie pathologique.*
> Chapitre III. — *Etiologie. Pathogénie.*
> Chapitre IV. — *Symptomatologie.*
> Chapitre V. — *Diagnostic. Pronostic. Traite-*
> *ment.*

ACTINOMYCOSE PRIMITIVE

CENTRES NERVEUX

CHAPITRE PREMIER

HISTORIQUE

EXISTE-T-IL UNE ACTINOMYCOSE PRIMITIVE DES CENTRES NERVEUX ?

C'est parmi les formes les plus rares de l'actinomycose qu'il convient de ranger les formes encéphaliques de cette affection. La forme cervico-faciale est de toutes la plus répandue ; les formes thoraciques et abdominales viennent ensuite, infiniment moins fréquentes déjà que la précédente ; puis ce sont les formes de la peau et des membres qui sont des raretés ; enfin, à titre plus exceptionnel encore, on trouve çà et là la forme qui nous intéresse, l'actimycose des centres nerveux.

MM. Poncet et Bérard, dans le *Traité de l'actinomycose humaine*, en ont réuni 19 cas, dont 15 étaient mentionnés dans le travail antérieur de Job (thèse de Lyon, 1896), mais dans ce nombre déjà si restreint, 18 sont des cas secondaires de la maladie qui, primitivement, avait envahi soit la région cervico-faciale (8 cas),

soit l'appareil pleuro-pulmonaire (11 cas). Il ne reste
donc pour la forme primitive qu'un seul cas, celui sur
lequel Bollinger s'est longuement étendu dans un arti-
cle du *Münchener medicinische Wochenschrift*, en 1887.
Ce cas devait d'autant plus frapper l'attention qu'il était
le premier observé à Munich, non seulement comme localisation cérébrale, mais encore le premier cas d'actinomycose avérée constaté dans cette ville. « Je me per-
mets, dit Bollinger, de vous instruire au sujet d'un cas
d'actinomycose humaine qui revendique un intérêt local
non seulement du fait qu'il est le premier cas de cette
maladie observé ici à Munich, mais aussi de ce fait que
le champignon pathogène se localisait primitivement
dans un organe où jusqu'alors il n'avait pas été observé,
si ce n'est dans les cas où il y avait été transporté par
voie métastatique. »

L'observation qu'il publiait ne pouvait être suspectée,
mais un certain nombre d'auteurs doutèrent de l'existence d'une forme primitive de l'actinomycose cérébrale:
Ponfick, Guermonprez et Bécue et beaucoup d'autres.
Ils disaient que l'actinomyces étant un agent venu du dehors, il lui fallait toujours une porte d'entrée, et que,
dans les cas embarrassants d'actinomycose cérébrale,
on n'avait pas de raisons suffisantes pour considérer le
foyer observé comme étant sincèrement une lésion primitive. Pour eux, le seul foyer primitif véritable a disparu, « mais il a antérieurement existé quelque part
sans provoquer l'attention par aucun trouble, par aucun symptôme qui ait marqué la date de son évolution ».
En somme, pour ces auteurs, il n'y a pas d'actinomycose
primitive des centres nerveux et le terme primitif em-

ployé par Bollinger a été mis là faute d'explication meil-
leure.

Ce jugement était bien sévère et la seule lecture atten-
tive de l'observation fait lever les doutes qu'on pourrait
avoir. L'autopsie a été minutieusement conduite ; les
organes internes ont été examinés avec soin ; mais surtout, pendant la vie de la malade, on a noté scrupuleu-
sement les moindres particularités capables d'aplanir
les difficultés du diagnostic ; ses antécédents héréditai-
res et personnels sont mentionnés ; l'état de la dentition
est nettement indiqué ; on a insisté sur la nature de son
régime alimentaire : un foyer primitif d'actinomycose,
même éteint, n'eût pas échappé à un observateur aussi
méticuleux. D'ailleurs, Moosbrugger, en 1886, dans une
étude générale sur l'actinomycose, ne dit-il pas que dans
les trois cinquièmes des cas, la porte d'entrée du parasite est restée inconnue ? Ce qui a trait aux autres formes de l'actinomycose ne serait-il pas applicable à la
forme encéphalique ? Comme le fait remarquer Job, il
y a eu une autre porte d'entrée que le cerveau, puisque
la lésion siégeait profondément et qu'il n'y avait pas eu
de traumatisme de la boîte crânienne pouvant expliquer
la pénétration du microorganisme dans la profondeur.
Cette porte d'entrée, on ne l'a pas vue ; il n'a pas existé
de lésion superficielle ou profonde tenant lieu de foyer
primitif et, avec Bollinger, nous pouvons admettre qu'il
existe une forme primitive cérébrale de l'actinomycose.
Nous y reviendrons en traitant la pathogénie.

Ce cas resta d'ailleurs isolé pendant longtemps. Tandis que la littérature médicale s'enrichissait d'observations relatives à des formes secondaires de l'affection

(Orloff, Otto Keller, Martin, Poncet, etc...), on n'entendait pas dire que la forme primitive signalée par Bollinger eût reparu.

En 1898, un cas publié en Russie par Pribuitkov et Malolietkov passe à peu près inaperçu. Et pourtant, il s'agissait d'un abcès actinomycosique primitif de la moelle épinière. L'extrême rareté du fait eût dû attirer l'attention, mais il demeura ignoré en France.

Ce n'est qu'en 1903 qu'un professeur américain de l'Université de Cleveland, le Dr Howard, remit la question à l'ordre du jour à l'occasion d'un cas qui se produisit dans le service du Dr Cushing, à Lakeside Hospital, en 1902. Howard publie l'observation détaillée de ce cas dans le *Journal of Medical Research,* et, à ce propos, il expose ses idées sur la question, insiste également sur la forme primitive et la forme secondaire, cite des exemples qu'il a recueillis dans la littérature médicale des divers pays, donne des détails sur l'examen macroscopique et microscopique des organes où le parasite a été rencontré, et, après un court résumé, il s'étend sur les diverses formes d'actinomyces, énumérant leurs caractères distinctifs pour tenter d'en tirer une classification ou plutôt, en comparant entre elles celles qui en ont déjà été données, d'en désigner une qui lui semble plus propre à être généralement adoptée.

Howard n'a à sa connaissance que 13 cas d'actinomycose secondaire des centres nerveux. Il en a donc ignoré un certain nombre, puisque déjà en 1898 M. le professeur Poncet en rapporte 18, et que dans l'espace des cinq années qui suivirent, le même auteur en relève trois, un en Autriche, un en Amérique et un en Russie.

Il est à supposer, après cette constatation, qu'en ce qui concerne les cas primitifs, Howard ne les a pas connus tous ; et, en effet, quand on parcourt la courte liste qu'il en donne, on voit que celui de Pribuitkov et de Malolietkov n'y figure pas. Quoi qu'il en soit, Howard cite cinq cas d'actinomycose primitive des centres nerveux, y compris le sien.

Le premier, dont il résume l'observation, est celui de Bollinger ; puis il cite successivement celui d'Almquist, en 1890 ; celui de Ferré et Faguet, en 1895 ; celui de Musser, Pearce et Gwyn, en 1901, avec les résultats d'autopsie.

Almquist rapporte un cas qui n'a malheureusement rien de probant et qu'Howard lui-même considère comme douteux. L'organisme incriminé et regardé comme une variété d'actinomyces n'a été vu que dans les cultures et point directement dans les préparations fraîches de pus ou de méninges.

Ferré et Faguet donnent une observation ; mais ce cas, comme le précédent, ne se rapporte pas à une infection actinomycosique aussi typique qu'était celle de Bollinger.

L'observation que publient Pearce, Gwyn et Musser offre une ressemblance frappante avec celle d'Howard Dans ces deux cas, il s'agit nettement d'une infection primitive. De nombreuses expériences ont été faites par ces divers auteurs dans le but de déterminer la nature exacte de l'agent parasitaire trouvé par eux dans les lésions cérébrales ; c'est bien un champignon appartenant au genre Actinomyces dont il s'agit. Les essais de culture sont demeurés infructueux. On a tenté d'inoculer des lapins et des cobayes : un seul résultat a été positif.

Récemment, dans le *Bulletin de la Société médicale des hôpitaux*, Enriquez et Sicard ont publié une observation qui consacre les assertions de Bollinger et d'Howard sur la possibilité de la localisation primitive de l'actinomyces dans les centres nerveux. Le malade en question est un palefrenier qui mâchonnait de la paille toute la journée ; on trouve des massues dans son liquide céphalo-rachidien ; ces massues, on les retrouve avec un mycélium dans les grains jaunes qui figurent dans le contenu de l'abcès. En un mot, le diagnostic d'actinomycose est certain ; d'autre part, il a été impossible de retrouver la porte d'entrée du parasite : « A part un certain degré de gingivite érythémato-pultacée, lésion banale, la cavité buccale n'était le siège d'aucun nodule, d'aucun abcès, d'aucune fistulette. Les maxillaires supérieurs, inférieur ne présentaient ni ostéite, ni point douloureux ; la cavité nasale apparaissait saine. La région cervico-faciale n'offrait aucune adénopathie, aucun reliquat de suppuration. Nos investigations se sont également montrées négatives au point de vue des autres régions tégumentaires et des viscères. » Cette observation mérite donc bien le nom d'actinomycose cérébrale primitive, tout au moins au sens clinique du terme primitif.

Nous avons intentionnellement passé sous silence plusieurs cas douteux.

Celui d'Orloff, regardé quelque temps comme primitif, est de toute évidence un cas secondaire : il existait dans plusieurs organes des lésions actinomycosiques typiques.

Eppinger cite un cas d'abcès cérébral qu'il attribue à un cladothrix. Aujourd'hui, on a reconnu qu'il s'agissait d'un abcès pseudo-actinomycosique. Un foyer primitif, d'ailleurs cicatrisé, existait dans le poumon.

Chiari a publié l'observation curieuse d'un malade qui fut emporté en cinq jours par une méningo-encéphalite diffuse. A l'autopsie, on trouva, outre les lésions méningées, un abcès du cervelet et plusieurs autres répartis dans les divers segments de la moelle. L'examen du pus montra des diplocoques et de nombreux filaments mycéliens. L'appareil broncho-pleuro-pulmonaire était le siège de grosses lésions : bronchectasie très prononcée, pleurésie ancienne ; nodules caséeux du sommet. Des cicatrices étoilées furent relevées dans la région du dos.

De Quervain, en 1901, a observé un cas d'actinomycose intra-crânienne primitivement localisée dans un ganglion de Gasser. Mais son malade avait une otorrhée de vieille date, soi-disant post-grippale, qui nous porte à considérer ce cas comme suspect.

Nous avons tenu à ne consigner dans notre travail que des observations où rien dans les antécédents du malade ne puisse faire soupçonner qu'il ait existé quelque part un foyer primitif. Les quatre cas que nous venons d'énumérer, malgré l'intérêt qu'ils présentent, ne rentrent pas dans le cadre que nous nous sommes tracé. Nous n'y insisterons pas davantage.

CHAPITRE II

ANATOMIE PATHOLOGIQUE

Sur les sept cas d'actinomycose primitive des centres
nerveux que nous avons pu recueillir, il n'en existe malheureusement qu'un seul à localisation médullaire.

La localisation secondaire sur la moelle est également
d'une grande rareté. Il n'en existe qu'un cas connu,
celui de M. Dor, publié en 1895. Mais, dans l'un comme
dans l'autre, la nature exacte des lésions est peu aisée
à déterminer, car, si M. Dor n'ose donner, d'après son
cas, une description anatomo-pathologique des myélites
actinomycosiques, parce que la moelle a baigné dans le
pus pendant vingt-quatre heures, nous-même n'osons
pas tirer des données certaines de l'observation des deux
auteurs russes, car les renseignements qu'ils fournissent
sont vagues et incomplets, et nous ignorons combien de
temps s'est écoulé entre la mort et l'autopsie. Nous sa-
vons seulement que la collection purulente occupait la
partie centrale de la moelle, qu'elle était indépendante
du canal de l'épendyme, que les éléments nerveux étaient
en partie comprimés ou détruits et qu'il existait peu d'inflammation. La dure-mère était saine ; la pie-mère n'était
infiltrée de pus qu'au niveau de la région lombaire. Les
grains actinomycosiques étaient nets.

S'il n'est pas possible actuellement d'établir quelles sont les lésions propres à la myélite actinomycosique, nous sommes bien fixés sur celles que le parasite provoque du côté de l'encéphale. MM. Job, Poncet et Bérard les ont indiquées et nous les rappelons en peu de mots. Ils décrivent une forme néoplasique et une forme suppurée, cette dernière pouvant être diffuse ou circonscrite.

La forme néoplasique n'est jusqu'ici représentée que par le cas de Bollinger. On sait que dans l'espèce bovine cette forme est la plus commune. Tous les autres cas connus rentrent dans la forme suppurée. Les méninges sont plus ou moins atteintes. Tantôt, on trouve une méningite diffuse généralisée (Enriquez et Sicard), tantôt une congestion légère (Howard), tantôt rien (Musser).

Dans la forme néoplasique, la paroi est constituée par un tissu faiblement vascularisé, en partie cellulaire, en partie fibreux, entouré d'une zone de granulations représentant une réaction de défense contre l'envahissement du néoplasme.

La forme suppurée est constituée par un ou plusieurs abcès de volume variable, qui siègent dans l'hémisphère droit ou dans l'hémisphère gauche avec une fréquence à peu près égale, quelquefois dans les deux ; ils n'ont pas de localisation élective dans tel ou tel lobe. Leur paroi comprend une membrane interne désintégrée où l'on trouve des cellules de pus conservées ou nécrosées et des cellules lymphatiques.

En dehors d'elle, il y a une ébauche d'organisation fibreuse et surtout une infiltration de polynucléaires. Cette infiltration existe encore à distance, s'atténuant au fur et à mesure qu'on s'éloigne du foyer purulent. Le tissu cérébral autour de l'abcès offre des modifications des cellules névrogliques qui, avec l'apport leucocytaire, témoignent d'une réaction inflammatoire plus ou moins intense.

Les vaisseaux ne sont pas altérés. Howard seul signale dans son cas de la dilatation des vaisseaux sanguins une infiltration périvasculaire et une prolifération de l'endothélium des lymphatiques voisins. Mais ici le processus de défense s'explique par le fait qu'on a trouvé des colonies d'actinomyces dans les vaisseaux sanguins et lymphatiques. Les sinus de la dure-mère ne renferment pas de thrombus dans les cas primitifs (Bollinger, Howard).

Enfin, dans deux cas, les ventricules latéraux étaient dilatés par un épanchement séreux. L'épendyme est normal, quelquefois granuleux.

Le pus est épais, gélatineux ou visqueux, d'odeur fétide ; sa coloration est variable, verdâtre, grisâtre ou jaunâtre. Ces variations tiennent, à n'en pas douter, à la diversité des espèces microbiennes associées à l'actinomyces. Bien plus, Thollon a prétendu que la suppuration est uniquement l'œuvre de ces microbes surajoutés et que l'actinomyces n'y prend aucune part, étant incapable par lui-même de faire du pus. On peut encore, à l'examen macroscopique, apercevoir les grains jaunes caractéristiques de l'infection parasitaire, mais il n'est pas nécessaire de les rencontrer pour affirmer le diagnostic.

Au microscope, on trouvera divers éléments figurés, des leucocytes, des bactéries pyogènes banales, et enfin l'agent infectieux lui-même. On reconnaîtra les grains jaunes avec leurs deux zones : la zone centrale avec son enchevêtrement serré de filaments mycéliens ; la zone périphérique formant autour de la première comme une couronne et comprenant les massues. Si le grain jaune n'a pas achevé son développement, la couronne de massues fera défaut.

Le mycélium est le seul élément constant.

CHAPITRE III

ETIOLOGIE. — PATHOGÉNIE

Nous n'avons pas l'intention de reprendre toute la question étiologique de l'infection par l'actinomyces. Il semble définitivement établi que la contamination par les graminées est la règle. L'inoculation a pour instrument, dans la majorité des cas, les barbes de céréales ; les gens qui travaillent aux champs, les cochers, palefreniers, tous ceux que leur position met à même de mâchonner des tiges de graminées ou seulement de respirer des poussières végétales suspectes entrent pour la plus grande part dans les statistiques qu'on a dressées des facteurs étiologiques. Nombreuses sont les observations où cette cause est relevée à juste titre ; on a vu des abcès se produire à la suite de piqûres d'épis faites dans un but expérimental ; on a trouvé mélangées au pus d'abcès actinomycosiques des barbes d'orge ou d'avoine.

En dehors de cette cause d'infection, l'alimentation végétale fournit un apport notable à l'étiologie de la maladie ; les légumes, les fruits, les salades sont autant de véhicules du parasite.

Bollinger croit à la possibilité d'être contaminé par le lait de chèvre ou le lait de vache.

Mais il ne suffit pas que l'actinomyces soit déposé sur la peau ou sur les muqueuses pour qu'il pénètre dans notre organisme : il doit se frayer une voie d'accès jusque dans l'intimité de nos tissus, et c'est à la faveur d'une érosion qu'il s'introduit dans la place. Un point quelconque du tégument externe, la moindre solution de continuité d'une muqueuse profonde (cas de Soltmann), sont des voies d'accès que l'actinomyces emprunte quand il s'est trouvé transporté à leur niveau.

On cite toutefois comme mode de pénétration directe, celui où le parasite est amené au contact des alvéoles pulmonaires avec l'air inspiré et ce mode de transport est si naturel que personne n'a songé à contester les cas d'actinomycose pulmonaire primitive. La localisation sur l'intestin semble également évidente du fait que le parasite est charrié dans le tube digestif avec les aliments.

Mais il n'est peut-être pas aussi facile d'expliquer comment le parasite arrive aux centres nerveux, à la moelle ou à l'encéphale. Quand il existe déjà un foyer d'infection, soit cervico-facial, soit pulmonaire, les voies de transport s'offrent nombreuses pour la propager : artères, veines, tissu conjonctif, tissu osseux ; mais, si l'inspection la plus minutieuse n'a révélé aucun foyer en évolution, aucune trace de localisation ancienne, comment doit-on interpréter la présence de l'actinomyces dans le tissu nerveux ?

Il y a trois modalités de propagation à envisager :

1° Propagation de proche en proche, en suivant les interstices des tissus ;

2° Par la voie lymphatique ;

3° Par la voie sanguine.

1° *De proche en proche.* — En suivant la gaine des nerfs ou des vaisseaux, le parasite peut ainsi pénétrer à l'intérieur de la boîte crânienne par l'un des nombreux orifices de la base. Mais, chemin faisant, il a dû déterminer des abcès. En admettant qu'il arrivât à l'encéphale sans avoir produit de lésion sur son passage, on aurait de grandes chances d'avoir des altérations osseuses ; enfin, en admettant même qu'il respectât le tissu osseux, c'est dans les circonvolutions de la base et dans leurs méninges qu'on devrait chercher la lésion. Or, où siège l'abcès dans les cas que nous rapportons ? Partout, sauf dans la région de la base.

Il est donc bien peu probable que la voie suivie par le champignon soit le tissu conjonctif.

2° *Par la voie lymphatique.* — Il est anatomiquement et cliniquement démontré que l'actinomyces, pour se propager, n'emprunte pas la voie des lymphatiques : absence d'adénite, disproportion entre le volume du parasite et le calibre des capillaires lymphatiques.

On peut objecter :

Que l'absence d'adénite dans l'actinomycose n'est pas absolue ; on en a cité quelques cas ;

Que, s'il est vrai qu'il y a disproportion entre le calibre des vaisseaux blancs et les dimensions du parasite, l'argument ne tient plus si l'infection, au lieu de se faire par le mycélium, se fait par les spores.

La propagation au cerveau par les lymphatiques est vraisemblable. Il y aurait lieu de chercher dans ces cas s'il n'y a pas eu d'engorgement ganglionnaire passager.

3° *Par la voie sanguine.* — Qu'il pénètre par une porte

d'entrée buccale, nasale ou pharyngienne dans le système artériel de la carotide externe ou dans le système veineux des jugulaires, le parasite a dans les deux cas, pour atteindre le cerveau, le cœur droit, le poumon et le cœur gauche à traverser ; il a un ou deux systèmes de capillaires à franchir. On s'explique mal que, dans ce long parcours, il n'ait pas colonisé au niveau de l'un ou de l'autre de ces systèmes capillaires.

On peut admettre que le parasite a amené une lésion de la paroi veineuse, obturé en partie la lumière du vaisseau et créé une thrombose. Mais la thrombose n'est mentionnée dans aucun des résultats d'autopsie que nous avons sous les yeux.

Reste l'embolie qui explique à merveille certains cas d'actinomycose secondaire des viscères. Mais dans la forme que nous envisageons, nous ne pouvons invoquer l'embolie comme processus pathogénique ; car ce serait supposer qu'il existe ailleurs dans l'organisme un foyer primitif d'où l'embolus a été détaché.

Ces diverses hypothèses passées en revue, on conçoit la difficulté du problème pathogénique, et on ne sera pas étonné que les auteurs les plus autorisés aient contesté la possibilité d'une localisation primitive de l'actinomyces dans le cerveau. « Un foyer primitif bénin par son siège peut avoir été méconnu ; il peut avoir été confondu avec une affection similaire ; on a vu encore dans le cœur de petites masses actinomycosiques concrétées qui se sont en quelque sorte détruites sur place, par enkystement ou calcification. Mais rien ici ne prouve qu'avant de subir cette transformation kystique, fibreuse ou calcaire, cette petite colonie n'a pas vu se détacher d'elle quelques filaments mycéliens, quelques spores qui, charriées par le courant sanguin, sont allées se développer dans le cerveau ou dans un autre organe, et la lenteur habituelle d'évolution du champignon, sa marche chronique sont des faits qui viennent à l'appui de la proposition que le foyer primitif a eu le temps de guérir avant même que les premiers symptômes de l'infection secondaire aient apparu. » (Guermonprez et Bécue.)

Pourtant, nous ne croyons pas définitive la rigueur d'un pareil jugement. Parmi les hypothèses pathogéniques que nous avons énumérées, il en est de vraisemblables. D'autre part, le fait de l'existence de tubercules primitifs du cerveau, aujourd'hui incontestée, nous autorise à penser que l'actinomyces, lui aussi, peut s'y localiser. Des cas aussi bien étudiés que ceux de Bollinger et de Sicard disent la rareté du fait, mais proclament son authenticité.

CHAPITRE IV

SYMPTOMATOLOGIE

L'actinomycose cérébrale n'a pas d'histoire clinique particulière. Qu'elle soit primitive ou secondaire, elle emprunte ses symptômes à des affections diverses, à l'encéphalite, à la méningite, à la thrombose des sinus, aux tumeurs encéphaliques ; suivant la localisation de la lésion, suivant aussi son étendue et sa nature, on aura un cortège symptomatologique variable, généralement assez complexe.

La céphalée est un symptôme à peu près constant, parfois le premier en date ; elle peut devenir intolérable par son intensité. La malade de Bollinger craignait une attaque d'apoplexie et se promenait la tête entourée de glace en plein hiver. Cette céphalée peut disparaître momentanément, parfois pour un temps assez long, puis elle revient, par accès, à l'occasion d'un effort physique ou intellectuel, ou même inopinément sans qu'on puisse expliquer son retour. Elle est tantôt diffuse, tantôt localisée. La localisation, quand elle existe, est un précieux renseignement au point de vue du diagnostic et du traitement ; malheureusement, elle a été rarement constatée.

Les vomissements manquent souvent ; mais, quand ils existent, ils ont le caractère du vomissement cérébral,

c'est-à-dire qu'ils se font sans effort, à époque indéter-
minée. Il peut n'y avoir qu'un état nauséeux.

L'affaiblissement intellectuel, l'hébétude pouvant aller
jusqu'à la stupeur, sont quelquefois des symptômes de
début, mais ils apparaissent plus fréquemment en pleine
évolution du mal.

Ils sont en quelque sorte périodiques, le malade repre-
nant sa lucidité d'esprit pour un temps allant de quelques
heures à quelques jours et même au-delà d'une semaine
(Bollinger). Les pertes de connaissance, les absences
qu'on a aussi observées ont ce caractère d'intermittence.
Il ne faut pas confondre l'affaiblissement intellectuel sur-
venant progressivement chez des malades qui, jusqu'a-
lors, avaient conservé intacte leur faculté de penser et
de sentir, avec l'hébétude consécutive aux crises épileptiformes, crises qui, parfois, n'ont pas été portées à la
connaissance du médecin.

Les crises d'épilepsie partielle sont en rapport avec le
siège de la lésion. Elles sont tantôt légères et fugaces,
bornées à de simples secousses ; tantôt elles s'accompa-
gnent de chute, de perte de connaissance et de morsure
de la langue. La localisation des convulsions dans tel ou
tel segment de membre est une indication de trépaner au
niveau de la zone motrice.

Les vertiges qu'on a signalés pourraient être attribués
à une lésion labyrinthique ou cérébelleuse, mais comme
les altérations de ces organes faisaient défaut dans tous
les cas — et nous insistons sur ce point — il faut chercher
dans les variations du liquide ventriculaire l'explication
de ces phénomènes vertigineux.

Les troubles oculaires sont parmi les plus importants.

L'attention est attirée soit du côté de la musculature de l'œil, soit du côté de ses membranes profondes ; le plus souvent, les deux ordres de troubles sont associés.

Les troubles papillaires s'expliquent par les connexions de la gaine du nerf optique avec les espaces sous-arachnoïdiens : tout excès de tension dû à l'augmentation du liquide céphalo-rachidien se manifeste à l'examen ophtalmoscopique par un œdème de la papille. Subjectivement, le malade peut accuser des troubles visuels, amaurose, amblyopie ou dyschromatopsie, mais ceux-ci peuvent manquer, alors que la stase papillaire existe. La compression veineuse, la thrombose des sinus pourraient également expliquer cet œdème ; mais, dans les cas que nous rapportons, ces deux facteurs pathogéniques faisaient défaut ; on ne saurait donc les invoquer ici.

Les paralysies oculaires frappent les muscles extrinsèques ou intrinsèques. Dans le premier cas, on observe du strabisme et de la diplopie, c'est généralement le droit externe qui est touché. Dans le second cas, on peut noter de la dilatation pupillaire avec abolition des réflexes à la lumière et à l'accommodation, mais ces manifestations du côté de l'appareil irien ont été exceptionnellement relevées ; les muscles moteurs du globe sont au contraire un lieu d'élection des paralysies.

Les autres organes des sens n'ont pas été touchés dans les cas primitifs.

Du côté du système musculaire général, on peut noter des paralysies qui se sont installées après une ou plusieurs périodes de convulsions, parce que la cellule nerveuse, d'abord simplement irritée, a été finalement détruite. Mais la paralysie peut s'établir indépendamment des phénomènes convulsifs. Il y a contracture au début, plus tard flaccidité.

L'hyperesthésie cutanée, l'exagération des réflexes, l'état d'agitation sont sous la dépendance de l'irritation méningée.

Dans le cas de Bollinger, il existait des troubles de la parole, sans lésion du centre cortical de Broca.

Tels sont les grands signes de l'actinomycose céré-brale.

Dans la forme médullaire, on a le tableau d'une myélite aiguë. C'est du moins ce qui existait dans l'unique cas que nous relatons : paraplégie, troubles sensitifs et sphinctériens, etc..

La durée de l'affection est variable, suivant qu'on a affaire à la forme néoplasique ou à la forme suppurée. S'agit-il de la première, l'évolution est celle des tumeurs cérébrales, assez lente, coupée de rémissions, et le malade peut ainsi vivre plusieurs mois. Mais, dans le cas d'abcès, la marche est en général rapide ; au bout d'un, rarement de deux ou trois septenaires, le malade est emporté par la méningite ou la méningo-encéphalite et meurt dans le stertor et le coma.

CHAPITRE V

DIAGNOSTIC. — PRONOSTIC. — TRAITEMENT

Diagnostic. — On trouve écrit partout que le diagnostic de l'actinomycose primitive des centres nerveux est impossible. C'est à peine si, dans les cas secondaires, on parvient à la dépister ; le foyer primitif a parfois disparu depuis longtemps ; dans d'autres cas, il a passé inaperçu et n'est reconnu qu'à l'autopsie. On pense à une tumeur cérébrale, à une méningite tuberculeuse ou cérébro-spinale, à une hémorragie cérébrale mais, il paraît impossible de préciser la nature de l'affection.

De telles difficultés deviennent insurmontables quand on se trouve en présence d'une localisation primaire. « Tout au plus, écrit Choux, sera-t-il permis au chirurgien d'émettre quelques probabilités quant à la nature de l'affection étrange qui évolue sous ses yeux, si en raison même de l'impossibilité où il se trouve de déterminer sa nature, il songe à l'actinomycose en retrouvant dans les conditions de vie de son malade celles qui ont pu préparer et réaliser l'infection. »

Une forme viscérale primitive, telle que celle qui a pour siège le poumon, a encore quelque chance d'être dia-

gnostiquée par l'examen de l'expectoration qui décèlera
la présence du champignon rayonné. Mais pour la forme
encéphalique on ne sait pas *a priori* quel moyen permet-
trait de déterminer la nature de l'agent causal et c'est
sur la table d'autopsie qu'on fait le diagnostic.

Cependant il n'est plus possible aujourd'hui de dire
d'une façon aussi formelle qu'on ne saurait diagnosti-
quer une localisation primitive de l'actinomyces dans les
centres nerveux. Chez un malade qui offrait tous les
symptômes des tumeurs cérébrales, M. Monod, dans un
but thérapeutique, ayant par la ponction lombaire retiré
une certaine quantité de liquide céphalo-rachidien,
grande fut la surprise quand à l'examen microscopique
on vit dans ce liquide des formes typiques en massue
qu'on n'hésita pas à rapporter à l'actinomyces. Cette
assertion fut confirmée dans la suite.

Nous sommes étonné qu'on n'ait point encore songé
à recourir à ce moyen de diagnostic; il n'est signalé nulle
part dans les observations d'actinomycose cérébrale, si
ce n'est dans le cas récent de Pearce où l'examen fut du
reste négatif. Mais on ne devra pas s'attendre à un résultat positif dans tous les cas. Certaines conditions sont
nécessaires pour que la présence d'actinomyces dans le
liquide céphalo-rachidien soit réalisée. L'abcès ou la tumeur encéphalique devra être en communication avec
l'une des cavités ventriculaires ; d'autre part, si des in-
fections secondaires se produisent, le parasite ne tarde
pas, en général, à disparaître. En résumé, l'examen du
liquide céphalo-rachidien est la seule clef de diagnostic
qui soit actuellement en notre possession pour renseigner sur la possibilité d'affection parasitaire des centres

nerveux. Le moyen n'est pas infaillible, mais la ponction vertébrale peut donner, au point de vue du diagnostic, des renseignements précieux. Nous conseillons de la pratiquer dans tous les cas douteux et à plusieurs reprises, et cela sans danger, puisqu'elle est aussi un moyen thérapeutique.

On devra s'aider encore de la notion professionnelle dans tous les cas.

Pronostic. — Duvau écrit dans sa thèse, en 1902, qu'il n'y a pas de guérison pour les malades atteints d'actinomycose cérébro-méningée. Depuis cette époque, aucun cas n'est venu démentir cette affirmation. Quelle qu'ait été la localisation du parasite, si minime ait été l'étendue de la lésion, la mort est arrivée à une échéance plus ou moins rapprochée. Elle est de 100 pour 100.

La forme néoplasique comporte la survie la plus longue : la madade de Bollinger a vécu un an à dater de l'apparition des premiers symptômes.

La forme suppurée a une évolution plus rapide. La suppuration est-elle nettement circonscrite, le malade a quelque chance de survie si un traitement chirurgical est institué à temps. La trépanation peut retarder l'issue fatale en amenant, par l'évacuation du pus, une sédation des symptômes. C'est le cas de Keller qui, par cette intervention, prolongea l'existence de sa malade de près d'un an. Mais dans le cas d'une suppuration diffuse, la mort survient en quelques jours.

Le pronostic de la forme médullaire est tout aussi sombre.

On a tenté inutilement la médication par l'iodure de

potassium, pourtant le remède spécifique de l'affection.

Une thérapeutique symptomatique doit être entreprise pour apporter quelque soulagement au malade. La ponction lombaire, en diminuant la tension intra-cranienne, a donné dans ce sens de bons résultats.

OBSERVATIONS

OBSERVATION I

Bollinger, in *Münchener medicinische Wochenschrift*, 1887.

Femme, S. K..., vingt-six ans, femme d'un ingénieur ; constitution un peu faible, issue d'une famille bien portante. Bonne santé générale jusqu'à il y a un an, abstraction faite des grossesses et de troubles digestifs passagers. Dentition mauvaise, mais les dents sont suffisamment soignées et la malade a eu recours aux artifices de la technique dentaire.

Nourriture composée d'aliments cuits principalement. Au début de sa maladie, la malade fit usage de viande crue. Durant ces dernières années, elle a pris du lait cru de vache ou de chèvre en assez grande abondance. Presque jamais de salade. Malgré les occasions, elle a peu ou pas mangé de fruits crus pendant ces dernières années, parce qu'elle ne les supportait pas bien.

La maladie débuta en janvier 1886 par de violents maux de tête qui atteignaient un tel degré que la malade, redoutant une attaque d'apoplexie se mettait de la glace sur la tête et, malgré le froid de l'hiver, allait plus fréquemment à la campagne. Au début de février 1886 — environ onze mois avant l'issue fatale — on constata une parésie du droit externe gauche. Contracture du droit interne. Diplopie. Mais la paralysie oculaire et le strabisme rétrocédèrent et disparurent au bout de deux mois, comme c'est le temps habituel pour les paralysies rhumatismales. Les maux de tête étaient séparés par des intermittences de longue durée.

Au début de juin 1886, la malade, faible et anémique, qui avait aussi souffert, au cours de sa paralysie, d'un eczéma très prurigineux de l'avant-bras, accoucha d'un garçon vigoureux, qui se développa bien, et, à la suite d'un séjour à la campagne, elle devint plus forte et son état s'améliora. Mais, environ trois mois avant la mort, survint une aggravation. Le moindre effort corporel ou intellectuel était inévitablement suivi de céphalée, si bien que, peu à peu, la malade ne put arriver à exécuter quelque travail que ce fût. Aux accès de céphalée, se joignait fréquemment une perte de connaissance de courte durée. La malade tombait et se mettait à crier, ce dont elle ne se souvenait plus dans la suite. Dans l'intervalle des accès, les opérations de l'esprit n'étaient pas troublées. La malade était assez gaie et, dans la conversation, d'une logique parfaite ; seulement, elle s'exprimait avec des saccades et les phrases isolées étaient interrompues par une très courte pause, ce qui n'étonnait particulièrement personne, à cause de sa faiblesse et de son tempérament.

Le 25 décembre 1886 — dix-neuf jours avant la mort — elle vint consulter le Dr Seggel pour une diplopie survenue il y a deux jours et des troubles intellectuels. Celui-ci constata de la diplopie, du strabisme interne par paralysie du droit externe gauche, une diminution de l'acuité visuelle et de la dyschromatopsie. Les symptômes céphaliques et la stupeur accusés par la malade l'amenèrent à faire l'examen de son fond d'œil et il constata un œdème de la papille du côté gauche. Le diagnostic posé fut celui de tumeur du cerveau et il fut prescrit à la malade de l'iodure de potassium.

Quand le Dr Seggel vit la malade, le 6 janvier 1887, il fut surpris de la retrouver gaie, avec l'intelligence nette. La paralysie avec la diplopie et le strabisme avaient un peu diminué, mais la saillie de la papille du nerf optique n'était pas modifiée. L'amélioration était malheureusement passagère. Dans la nuit du 12 au 13 janvier, survint un accès de céphalée, qui s'accrut encore le jour suivant. Dans l'après-midi, vomissements à plusieurs reprises. La malade tomba dans le coma à 7 heures du soir et mourut dans la nuit à 10 heures. Jamais il n'y eut de convulsions.

Autopsie quarante heures après la mort.

Sujet petit, de faible constitution, un peu amaigri. Rigidité encore bien conservée. Peu d'adipose. Muscles pâles.

Tous les organes internes, poumons, cœur, foie, rate, organes génitaux, sont normalement constitués, mais ils contiennent peu de sang. Infiltration sanguine assez notable du cuir chevelu. Paroi cranienne mince. Dure-mère un peu adhérente, très congestionnée. La surface interne est lisse et brillante. Les sinus sont vides.

Les membranes·minces du cerveau sont exsangues et transparentes, les circonvolutions partout fortement aplaties. Dans les fosses occipitales, se rassemble, par expression du cerveau, une certaine quantité de liquide très clair. La substance cérébrale est œdématiée et anémiée.

Les ventricules latéraux, énormément dilatés, contiennent beaucoup de liquide séreux ; la partie antérieure du trigone est fortement tendue, renflée comme une boule. Il existe là une tumeur demi-molle, ovale, du volume d'une grosse noisette de surface unie et de couleur gris pâle. Les faces latérales de la tumeur sont liées par des attaches multiples au plexus choroïde et sont enveloppées partiellement par les feuillets du septum lucidum ; sa partie inférieure repose sur la commissure postérieure du troisième ventricule. Les deux couches optiques et les deux corps striés sont écartés fortement l'un de l'autre, le plancher du troisième ventricule légèrement creusé dans la région du chiasma et du corps mamillaire. Le quatrième ventricule est également élargi. La surface interne de la totalité des ventricules cérébraux est lisse. Pas de modifications grossières dans le cervelet et le bulbe. La gaine du nerf optique gauche n'est pas élargie.

La diagnostic anatomique posé était donc, d'après l'examen

macroscopique, tumeur du troisième ventricule, provenant probablement du plexus choroïde de celui-ci ; hydrencéphalie interne chronique, avec distension notable de la totalité des ventricules ; œdème et anémie du cerveau.

Bien que cette tumeur du troisième ventricule frappât à l'examen macroscopique, par sa constitution particulière, on était porté à la regarder comme un néoplasme, volontiers comme un myxome ou un lipome jusqu'à ce que l'examen microscopique que j'en fis fournit un éclaircissement inattendu, mais décisif, sur sa nature et sa genèse.

A la coupe, il s'écoule lentement de la tumeur un liquide gélatineux, filant, grisâtre, qui ressemble au plus haut point au contenu bien connu, épais et visqueux, de l'adéno-kystôme de l'ovaire. A l'examen microscopique, le liquide se compose d'une substance albumineuse riche en mucine, avec des grumeaux renfermant des corpuscules lymphoïdes et des cellules granuleuses de plus grande dimension, à côté de nombreuses colonies d'actinomyces caractéristiques à tous les stades possibles de développement. Les champignons qui, à l'état frais, dans des préparations éclaircies à la glycérine, sont déjà visibles à l'œil nu, comme des points très fins semblables à du sable, montrent une complète conformité avec les actynomyces connus du bœuf ; il leur manque seulement la pigmentation jaune qui se présente presque constamment chez eux; ils sont plus petits et les formes jeunes prédominent d'une façon visible. Le nombre des colonies est si élevé que, dans une préparation qui correspond à la dixième partie d'une goutte, on arrive à voir plusieurs douzaines de grains.

On durcit la tumeur kystique dans l'alcool et on en fait des coupes.

Son enveloppe membraneuse montre la formation d'un tissu mou et lâche de granulations. La paroi se compose d'un tissu faiblement vascularisé en partie cellulaire, en partie fibreux.

OBSERVATION II

G.-J.Pribuitkov et C.-L. Malolietkov, *Soc. de neurop. et de psych. de l'Université de Moscou*, 15 mai 1898.
Abcès de la moelle épinière.

Femme, soixante ans ; le 6 avril 1898, se développa de la paralysie de la jambe droite; le lendemain matin, paralysie de la jambe gauche et rétention d'urine. Huit jours plus tard, suppression du réflexe rotulien et anesthésie complète des deux jambes et du tronc jusqu'à deux travers de doigts au-dessous de l'ombilic. Le 11 avril, envoyée à l'hôpital de Galizin de Moscou, où la limite supérieure de l'anesthésie fut trouvée au niveau de l'ombilic ; elle souffrait du cou et des mains. Les jours suivants, la limite de l'anesthésie s'éleva jusqu'à la troisième côte ; la paralysie s'étendit aux muscles spinaux, abdominaux et intercostaux ; la respiration se fit presque exclusivement à l'aide du diaphragme ; il se fit des escarres de décubitus ; rétention d'urine et des matières. Intelligence conservée. Elévation de la température de type irrégulier.

36°6-38°1. Pouls faible, 120, 135 à la minute.

Dyspnée et cyanose. Mort dans la nuit du 17 avril.

Diagnostic clinique de myélite aiguë. A l'autopsie, dans la moelle épinière, on trouva une agglomération de pus occupant la partie centrale de la moëlle et s'étendant depuis la deuxième dorsale jusqu'à la fin du cône médullaire. Il y avait par endroits beaucoup de pus, par endroits peu. Conformément à la division thoracique, la moelle présentait une série (5, 6) de renflements fusiformes de petite taille ; la partie lombaire et le cône médullaire étaient proportionnellement épaissis. A l'examen microscopique, on voyait que le pus occupait partout la partie centrale de la moëlle épinière ; la répartition transversale était tantôt large, tantôt étroite ; son aspect était très différent, tantôt ovalaire, tantôt triangulaire, tantôt ressemblant à la lettre V, etc... La corne grise postérieure est fortement comprimée et écartée de côté. La corne antérieure et la commissure sont fortement comprimées et refoulées en avant, en partie détruites ; le canal central est partout en avant du pus et ne communique pas avec lui ; la plus grande accumulation de pus est à la partie lombaire et vers le cône terminal ; les éléments nerveux sont ici en partie détruits, en partie comprimés, mais les phénomènes inflammatoires sont insignifiants. Dans la partie thoracique de la moëlle, phénomènes de myélite aiguë. Dure-mère partout saine ; sur la pie-mère, phénomènes inflammatoires insignifiants et imbibition purulente de la partie lombaire. Sur la pie-mère cranienne, à la base de l'éminence grise et des corps mamillaires, petit abcès. Nulle part il n'y a beaucoup de pus. Sur les préparations colorées à la thionine, petits amas actinomycosiques, d'après le professeur Nikiphorov. Pas de microbes de la suppuration sur les coupes de la moelle.

OBSERVATION III

Enriquez et Sicard, *Bull. et Mém. de la Soc. méd. des Hôpit. de Paris,* mai 1904.

Homme, quarante-trois ans, palefrenier, entre au mois de juillet 1898, dans le service du Dr Brissaud, avec tous les signes d'un néoplasme cérébral à siège cortical gauche. Il présente de temps à autre des secousses jacksonniennes droites ; il a de la céphalée, des troubles visuels, du vertige. La maladie a débuté cinq mois auparavant et a suivi une évolution lente et progressive.

Quoique niant la syphilis, on le soumet à un traitement spécifique mixte, ioduré hydrargirique énergique, mais sans résultat.

Les phénomènes nerveux augmentent d'intensité. La marche

devient de plus en plus difficile et une double stase papillaire se précise.

On demande au Dr Monod une intervention chirurgicale. Une trépanation osseuse simple, sans incision de la dure-mère, est pratiquée.

Comme presque tous les malades néoplasiques cérébraux, on observa consécutivement une amélioration des phénomènes généraux au point de vue des vertiges, de la céphalée, des nausées, mais surtout un arrêt momentané des troubles papillaires.

Cependant, trois semaines après, devant une reprise des phénomènes morbides, on tente palliativement l'évacuation par ponction lombaire du liquide céphalo-rachidien, pour diminuer la tension hydrocéphalique. Un liquide trouble s'écoule. On ne connaissait pas, à cette époque, l'examen cytologique, qui ne fut pas pratiqué ; mais une goutte du culot de ce liquide, prélevé après repos du tube de quelques heures et porté entre lame et lamelle sous le microscope, laisse voir des formes en massues (goulot de bouteille, palette allongée), sans éléments microbiens. Ces préparations furent soumises au chef de laboratoire de M. Monod, qui n'hésita pas à affirmer la nature actinomycosique de ces figures. Le mycélium fit toujours défaut dans le liquide céphalo-rachidien de ponction lombaire.

Ainsi renseignés sur la nature de la néoplasie, nous avons cherché la porte d'entrée du parasite sans pouvoir la dépister. Le malade était palefrenier ; il avait l'habitude de mâchonner assez souvent de la paille, et pourtant, à part un certain degré de gingivite érythémato-pultacée, lésion banale, la cavité buccale n'était le siège d'aucun nodule, d'aucun abcès, d'aucune fistulette. Les maxillaires supérieurs inférieur ne présentaient ni ostéite, ni point douloureux. La cavité nasale apparaissait saine. La région cervico-faciale n'offrait aucune adénopathie, aucun reliquat de suppuration. Nos investigations se sont également montrées négatives au point de vue des autres régions tégumentaires et des viscères.

Bientôt, au niveau de la plaie cranienne opératoire, vient faire saillie un méningocèle et, au sommet de cette hernie méningée volumineuse, se forme une escarre qui s'abcède. Du pus sort par l'orifice et, dans ce pus, nous avons trouvé quelques grains jaunes caractéristiques, avec mycélium central et massues périphériques. On remet le malade à un traitement ioduré intensif, mais des phénomènes méningés généralisés apparaissent et, malgré la suppuration abondante de la plaie cérébrale, le malade est emporté après quatorze jours par une méningite diffuse à staphylocoques. La maladie avait évolué en moins de huit mois. Une nouvelle ponction lombaire faite deux jours avant la mort, ne permit de déceler dans le liquide que du staphylocoque. Les massues avaient disparu.

A l'autopsie, méningite diffuse généralisée à tout l'axe cérébro-spinal.

Au niveau de l'hémisphère gauche, région fronto-pariétale supérieure, existait la tumeur avec fongus méningé. Cette tumeur est très ramollie, avec nappes purulentes périphériques. Elle communique par un petit pertuis avec le ventricule latéral gauche. Le troisième ventricule est extrêmement dilaté, comme les deux ventricules latéraux, du reste. L'épendyme ventriculaire est extrêmement granuleux avec saillies nombreuses. Il n'y a pas macroscopiquement, au niveau du parenchyme cérébral ou médullaire, de généralisation nodulaire actinomycosique.

La base osseuse cranienne est saine. L'ethmoïde, le sphénoïdes, les maxillaires de nouveau explorés sont normaux. On ne retrouve pas bactériologiquement, sur cette pièce cadavérique, dans le pus prélevé à l'amphithéâtre, de formes actinomycosiques. Seul, le staphylocoque y pullule.

Les viscères des différents appareils, notamment ceux du tube digestif, sont normaux.

Les centres nerveux sont mis dans une solution formolée, d'où ils n'ont été malheureusement retirés que cinq ans plus tard. Il ne nous a pas été possible de déceler, par les colorations les plus variées et sur des prélèvements nombreux faits en maints endroits du cerveau et de la moelle, de formes parasitaires.

Au niveau de l'abcès cérébral, on notait une infiltration polynucléaire intense pénétrant dans le parenchyme en suivant la gaîne des vaisseaux et ayant provoqué à la périphérie les signes histologiques de l'encéphalite aiguë. Plus loin, à distance, il existait une forte réaction névroglique, sans que l'on puisse constater de production tuberculeuse, sarcomateuse ou gliomateuse ayant pu être infectée secondairement par l'actinomycose.

Partout ailleurs, au niveau de la base du cerveau et sur les coupes de moëlle, on constatait une lepto-méningite des plus marquées, avec infiltration énorme de cellules de pus dans les espaces sous-arachnoïdiens.

OBSERVATION IV (résumée)

Howard, *Journal of Med. Research*, 1903.

Homme, cinquante-deux ans, domestique, entre à l'hôpital le 21 avril 1902. Bonne santé antérieure. Plusieurs jours avant son entrée, se sent indisposé et cesse son travail.

Etat de stupeur accentué. Accuse des douleurs dans l'œil droit. Pupille droite dilatée. Rien à l'œil gauche. Pas de paralysie. Varices à la jambe gauche.

22 avril. — Hébétude. Parole difficile. Pupille droite dilatée, ne réagit plus à la lumière. Respiration un peu accélérée. Pouls plein à 64. Rien au thorax ni à l'abdomen. Réflexes rotuliens exagérés des deux côtés. Signe de Babinski très marqué. A gauche, raideur des muscles du bras et de la jambe. Mictions et défécations involontaires.

23 avril. — Périodes d'agitation pendant lesquelles le malade se plaint du côté droit de la tête. Le malade tombe dans le coma. La paralysie existe dans les membres des deux côtés. Respiration stertoreuse. Pouls fort à 80. Jamais rien du côté des oreilles.

Trépanation au niveau de la zone motrice du côté droit. Incision de la dure-mère. On ne trouve pas d'abcès du cerveau. Les méninges sont congestionnées.

La raideur des bras est moins prononcée après l'opération. Mort dans l'après-midi du 23 avril.

Autopsie six heures après la mort. Aucune cicatrice sur le corps, si ce n'est au niveau de la jambe gauche, où existent des traces d'ulcères variqueux.

La boîte cranienne est saine. Méninges congestionnées. Circonvolutions temporo-sphénoïdale supérieure et marginale supérieure un peu plus molles que d'habitude. Espace fluctuant vers le milieu de la première de ces deux circonvolutions. Rupture du cerveau en ce point au cours des manipulations. Il s'échappe une grande quantité de pus foncé, épais, gris verdâtre, d'odeur putride. En incisant la région, on trouve un abcès de la grosseur d'une noix, entouré de plusieurs autres plus petits, à parois molles, nécrosées. Autour de l'abcès principal, le tissu cérébral était mou, œdématié, d'une consistance gélatineuse particulière. La zone des abcès s'étendait intérieurement jusqu'au voisinage du ventricule latéral droit.

La base et les vaisseaux sont normaux. Pas de thrombose des sinus. Oreille moyenne et cavités mastoïdiennes normales. Œdème pulmonaire. Adhérences pleurales. La trachée, la langue le corps thyroïde le cœur, le foie, les reins, la rate, l'estomac, l'intestin et les autres organes ont été examinés et n'ont rien présenté de particulier.

Examen du pus : nombreux polynucléaires neutrophiles. Quelques bacilles épars. Filaments de longueur et d'épaisseur variables, fixant bien les matières colorantes. Certains d'entre eux sont renflés à l'une ou l'autre de leurs extrémités. Pas des massues typiques. Les formes courtes sont parfois recourbées en virgules. D'autres rappellent les coccus. Les filaments sont très enchevêtrés. Dichotomie nette. Pas de cloisonnement. Autour du feutrage mycélien central, on a souvent l'aspect rayonné.

Cultures sur milieux variés, toutes négatives.

. Inoculations intrapéritonéales négatives chez le cobaye. Chez le lapin, on obtient une péritonite purulente généralisée. On a retrouvé dans le pus les formes filamenteuses précitées.

A l'examen histologique des parois de l'abcès, on a retrouvé les amas formés par l'enchevêtrement des filaments mycéliens, avec les mêmes caractères signalés déjà à propos du pus.

L'examen histologique des autres organes n'a montré aucune lésion, soit aiguë, soit chronique, rappelant en quelque façon les lésions causées par ce champignon.

OBSERVATION V (résumée)

Musser, Pearce et Gwyn, *Transact. of the assoc. of american physicians*, 1901.

Homme, vingt-quatre ans, sans antécédents pathologiques autres qu'une blennorragie.

L'affection débute par un violent mal de tête. Le jour suivant, ictus avec perte de connaissance et morsure de la langue. Hébétude consécutive ; engourdissement du bras et de la jambe du côté droit, avec légère contracture.

Amélioration pendant les trois jours suivants.

Puis, nouvelle attaque épileptiforme, nettement convulsive. Engourdissement et contracture plus accentués. Céphalée. Bon état général. Rien aux poumons ; rien aux oreilles. Pas de symptômes oculaires. Pupilles égales. Légère hyperesthésie du côté droit.

Le lendemain matin, collapsus soudain. Pouls lent (30 à 40), irrégulier. Le malade revient à lui, mais reste dans la stupeur. Réflexes patellaires exagérés, surtout à droite. Hyperextension des deux pieds. Signe de Babinski à droite. Signe de Kernig très marqué. Danse de la rotule. Rien au cœur, aux poumons ni à l'abdomen. Le malade perd ses urines et ses matières. Nez et oreilles un peu cyanosés. Pas de raideur de la nuque ; pas d'hyperésthésie cranienne. Déviation de l'œil gauche. Rien aux pupilles. Œdème papillaire très marqué.

Le soir, le malade n'a plus sa connaissance. Pouls irrégulier et inégal. Respiration de Cheynes-Stokes.

Ponction lombaire. On retire un liquide trouble, avec quelques leucocytes et pas de microbes. Amélioration immédiate dans l'état du malade, qui reprend connaissance.

Le lendemain, nouvelle ponction, mais pas d'amélioration. Le malade retombe dans son état semi-comateux. Raideur du côté droit tout à fait marquée. Mouvements convulsifs passagers à gauche. Puis, convulsions généralisées.

Mort une semaine après l'apparition des premiers symptômes.

Autopsie : Rien au cuir chevelu. La boîte cranienne est saine. Méninges normales.

La partie postérieure et supérieure de l'hémisphère supérieur est proéminente. En un point juste en arrière de la partie supérieure de la scissure de Rolando, est un espace de 3 centimètres de diamètre, qui est fluctuant et d'une coloration jaune grisâtre. Sur une coupe, on trouve à ce niveau, principalement dans la substance blanche de l'hémisphère, mais aussi intéressant le cortex, une cavité de 35 millimètres de diamètre, contenant un liquide épais, dont la première partie qui s'écoule est couleur chocolat, tandis que ce qui reste est gris jaune et de la consistance de l'huile. Pas de grains semblables à ceux de l'actinomycose. La cavité est bordée par une mince membrane gris verdâtre en voie de désintégration ; au-dessous, le tissu cérébral est très injecté. L'odeur de ce pus est excessivement fétide. Le tissu cérébral autour de l'abcès, sur une distance de 2 à 3 centimètres, est ramolli et de coloration jaune, quoiqu'en apparence il n'y ait pas extension directe de l'inflammation.

Macroscopiquement, il n'y a pas d'inflammation de la piemère au niveau de l'abcès. Le reste du cerveau, à la coupe, est normal. On ne trouve pas trace, sur les vaisseaux cérébraux, d'artérite, ni de thrombose, ni d'embolie. Les cavités de l'oreille sont saines, et nulle part, dans la boîte cranienne, il n'y a trace de nécrose ni de maladie osseuse.

Examen du pus. Amas arrondis de filaments enchevêtrés longs et grêles. Dichotomie à la périphérie.

Cultures négatives. Inoculations négatives.

Les coupes de la paroi de l'abcès ont montré, en un endroit, un amas de filaments rayonnant autour d'un centre commun. A la périphérie, où le groupement des éléments n'offre aucun ordre, filaments longs et grêles, faiblement et inégalement colorés. L'aspect général est celui que présente le centre d'une colonie d'actinomyces. On n'a pas trouvé de massues.

Nous mettons un point d'interrogation à la suite de nos deux dernières observations. Howard les cite comme des cas d'actinomycose primitive, sous toutes réserves.

OBSERVATION VI (résumée)

Ferré et Faguet, *Mercredi médical*, 1895.

Abcès du cerveau développé dans le centre ovale et observé chez un homme chez lequel il détermina une monoplégie des membres supérieur et inférieur droits et des crises épileptiformes. Au microscope, on trouva dans le pus un streptothrix (?) filamenteux prenant le Gram. Filaments ramifiés avec des terminaisons en boutons. Cultures positives sur différents milieux. Sur gélose, colonies légèrement ocreuses. Inoculation au cobaye négative. Inoculation au lapin positive : diffusion du parasite dans l'organisme, sans phénomènes réactionnels ni pseudo-tuberculose.

L'abcès a paru primitif.

OBSERVATION VII (résumée)

Almquist, *Zeitschrift f. Hyg. und Infectionskrankheiten*, 1890.

Artilleur succombe au bout de deux semaines à une méningite cérébro-spinale. Autopsie vingt heures après la mort. Des préparations furent faites de la base du cerveau et des ventricules latéraux et donnèrent des colonies d'un grand micrococque et une colonie isolée de streptothrix (?). Ce microorganisme poussait bien sur gélatine et liquéfiait le milieu. Sur agar, il poussait rapidement, avec exubérance formant des croûtes blanchâtres. En bouillon, on obtenait une culture floconneuse, avec une mince croûte à la surface. Au microscope, mycélium composé de filaments ramifiés.

CONCLUSIONS

I. L'actinomycose primitive des centres nerveux est une affection assurément rare (nous n'avons pu en réunir que sept observations). Mais des observations très étudiées ont montré la possibilité d'une localisation dans le cerveau du champignon parasite en l'absence de toute manifestation viscérale ou cutanée de même nature, et ainsi se trouve justifié ce terme de primitif que certains auteurs ont attaqué. La moelle peut être atteinte isolément, fait exceptionnel, le plus souvent ses lésions sont consécutives à des lésions encéphaliques.

II. Au point de vue anatomo-pathologique, rien ne différencie la forme primitive de la forme secondaire. L'affection est néoplasique ou suppurée et, dans ce dernier cas, elle peut être circonscrite ou diffuse.

III. Le parasite pénètre dans l'économie à la faveur d'une érosion muqueuse ou cutanée, mais aucune des hypothèses pathogéniques pour expliquer sa localisation dans le cerveau n'a été vérifiée. On ne saurait, jusqu'à nouvel ordre, être affirmatif sur ce point.

IV. La symptomatologie est, suivant la forme anatomique, celle des tumeurs cérébrales, de l'encéphalite ou de la méningite. Le pronostic est fatal.

V. Le diagnostic sera souvent impossible, mais on devra tenter de l'établir par l'examen du liquide céphalorachidien qui, seul, peut renseigner sur la nature de l'affection, par la présence de filaments mycéliens ou de massues.

Le traitement est purement chirurgical. La trépanation, en cas d'abcès, a donné des améliorations passagères, mais n'a pas jusqu'ici atténué la gravité du pronostic (sur 15 cas, nous comptons, en effet, 15 morts.)

BIBLIOGRAPHIE

ALMQUIST, *Zeitschrift für Hygiene und Infectionskrankheiten*, 1890.

BÉCUE, *De l'actinomycose*, thèse de Paris, 1892.

BÉRARD, *Gazette des Hôpitaux*, 1896.

BOLLINGER, *Münchener medicinische Wochenschrift*, 1887.

CHIARI, *Zeitschrift für Heilkunde*, 1900.

CHOUX, *Archives générales de médecine*, 1895.

DUVAU, thèse de Lyon, 1902.

EPPINGER, *Beitrag. zur pathol. Anat.*, 1890, t. IX.

ENRIQUEZ et SICARD, *Bulletin et Mémoire de la Société médicale des Hôpitaux de Paris*, mai 1904.

GUERMONPREZ et BÉCUE, *Actinomycose*, Paris, 1894.

HOWARD, *Journal of Medical Research*, 1903.

ISRAËL, *Berl. klin. Wochenschrift*, 1884.

JIROU, thèse de Lyon, 1894.

JOB, thèse de Lyon, 1896.

KELLER, *British medical Journal*, 1890.

MOOSBRUGGER, *Beitrag. zur klin. Chirurgie*, 1886.

MUSSER, PEARCE et GWYN, *Transactions of the association of american Physicians*, 1901.

ORLOFF, *Deutsche medicinische Wochenschrift*, 1890.

PIC, *Province médicale*, 1896.

PONCET, Articles divers (*Lyon médical, Gazette hebdomadaire, Gazette des Hôpitaux, Comptes rendus de l'Académie de médecine, Congrès de chirurgie*, 1896).

PONCET et BÉRARD, *Traité clinique de l'actinomycose humaine*, 1898.

PONFICK, *Die Actinomykose des Menschen*, Berlin, 1882.

PRIBUITKOV et MALOLIETKOV, *Société de neuropathologie et de psychiatrie de l'Université de Moscou*, 1898.

DE QUERVAIN, *Deutsche Zeitschrift für Chirurgie*, 1899.

THOLLON, thèse de Lyon, 1896.

TABLE DES MATIÈRES

150

www.ingramcontent.com/pod-product-compliance
Ingram Content Group UK Ltd.
Pitfield, Milton Keynes, MK11 3LW, UK
UKHW020042100726
13658UKWH00003B/1488